AF312783

LEÇON D'OUVERTURE

DU COURS DE M. CLAUDE BERNARD

AU

COLLÉGE DE FRANCE

1855

Publications de **l'Union Médicale**, Août et Septembre 1857.

LEÇON D'OUVERTURE

DU COURS DE M. CLAUDE BERNARD

AU

COLLÉGE DE FRANCE

De la Méthode expérimentale ; — de l'Expérimentation et de ses Perfectionnements : — de la Critique expérimentale.

Messieurs,

Nous aurons à examiner cette année les propriétés physiologiques et les altérations pathologiques des différents liquides de l'organisme. Avant d'entrer en matière, je consacrerai, suivant notre habitude, la première leçon du cours à des généralités sur quelques points de la méthode expérimentale appliquée à l'étude des phénomènes de la vie.

Vous savez en quoi l'enseignement du Collége de France diffère de celui des Facultés ; ici nous ne pouvons pas avoir pour objet de vous exposer uniquement les notions déjà acquises à la science sur les sujets que nous traitons. Nous devons surtout faire nos efforts pour agrandir le champ de nos connaissances, soit en réalisant des découvertes, soit en abordant de préférence les questions obscures et indécises, afin d'élucider ou de vérifier les faits qui s'y rattachent. En un mot, nous avons à faire ici, non pas des leçons de simple exposition, dans lesquelles l'esprit de l'auditeur reste toujours jusqu'à un certain point passif devant des résultats scientifiques établis; mais, au contraire, des leçons de recherches et d'investigations, dans lesquelles l'esprit de l'auditeur, s'associant à celui du professeur, poursuit de concert la solution d'un problème qui les préoccupe tous deux.

Dans ces conditions, les généralités d'une leçon d'ouverture sont toujours une introduction fort utile, parce qu'elles ont pour avantage, en nous plaçant de suite à un point de vue commun, de nous permettre de suivre et d'apprécier, dans une même idée philosophique, toutes les questions de détail qui se présenteront ultérieurement à nous dans le cours de nos recherches.

Aujourd'hui, les sciences biologiques n'en sont plus à chercher leur voie. La méthode expérimentale y est définitivement installée comme dans les autres sciences. C'est à notre siècle qu'appartient la gloire de ce résultat, et le nom de mon illustre maître, mon prédécesseur dans cette chaire, restera attaché à cet avénement définitif de la méthode expérimentale dans les sciences physiologiques.

Toutefois, plusieurs raisons empêchent cette méthode de rendre actuellement au physiologiste tous les services qu'il doit en attendre. Non seulement ses moyens d'investigation, encore fort limités, s'appliquent à des phénomènes très complexes, mais, ce qui la complique surtout, c'est qu'elle est souvent employée à tort et à travers par des hommes qui s'improvisent expérimentateurs sans se douter de ces difficultés expérimentales et surtout sans y être aucunement préparés par leurs études antérieures.

Ce qui doit donc préoccuper aujourd'hui le physiologiste, ce n'est plus l'introduction de l'expérimentation dans les habitudes scientifiques, c'est là un fait accompli, c'est à appliquer convenablement la méthode et à en fixer les règles qu'il doit s'attacher. C'est pourquoi je désire, dans cette leçon, vous parler de l'expérimentation en physiologie et de ses perfectionnements. Mais avant, et parce q̇ e j'ai quelquefois lu ou entendu des définitions de la méthode expérimentale qui me semblent fausses ou trop exclusives, je tiens à vous dire d'abord quelques mots sur la manière dont, suivant moi, il faut comprendre cette méthode.

La *méthode expérimentale* n'est, en définitive, que la logique appliquée à la coordination des phénomènes de la nature pour en découvrir les lois. Elle a, sous ce rapport, des principes généraux qui sont communs à toutes les sciences.

En effet, dans tous les cas, on peut dire que la méthode expérimentale a pour objet de disposer logiquement tous les faits observés directement ou provoqués par l'expérimentation en vue de les faire servir de *vérification* à une idée préconçue; idée préconçue qui n'est, en réalité, qu'une anticipation logique de notre esprit sur des phénomènes inconnus.

Or, je dis qu'il faut chercher la vérification et non la *preuve* de son idée, parce que, dans le premier cas seulement, l'expérimentateur se trouve dans une disposition favorable pour bien voir, quand il est décidé d'avance à accepter tous les résultats de l'expérience, qu'ils soient favorables ou contraires à l'hypothèse qui lui a servi de point de départ, ou bien même alors qu'ils n'auraient avec elle aucun rapport. Si, au contraire, il a pour préoccupation unique de chercher des arguments propres à justifier son opinion ou à renverser celle d'un autre, son esprit s'attachant exclusivement aux faits dont il désire la réalisation, se trouve, comme nous l'avons dit ailleurs (1), prédisposé à subir l'empire d'une idée fixe qui lui fait exagérer ce qui se rapporte à l'objet qu'il poursuit en négligeant tout le reste. Mais outre qu'un pareil procédé est incapable de conduire à une appréciation exacte des faits, il a encore l'inconvénient grave d'enlever à celui qui l'emploie la chance heureuse, et fréquente dans les sciences aussi peu avancées que la physiologie, de faire des découvertes imprévues en recherchant autre chose.

Je pense que, dans son application à la physiologie, la méthode expérimentale ne doit pas seulement avoir pour objet d'aller logique-

---

(1) *Leçons sur le système nerveux* (1857), première leçon. Chez J.-B. Baillière et fils, à Paris.

ment à la vérification d'idées basées sur des faits antérieurement acquis, mais en même temps qu'elle doit aussi, pour être entière et féconde, chercher à conquérir des idées nouvelles qui surgiront naturellement des faits inattendus que présentent toujours les expériences instituées.

La constatation d'un fait prévu par la théorie confirme et étend cette théorie ; c'est souvent le cas des sciences avancées. La découverte d'un fait inattendu en dehors de la théorie prouve que cette théorie est mauvaise ; c'est le cas le plus ordinaire des sciences non constituées, de la physiologie en particulier.

Mais ce résultat imprévu aura alors une très grande importance, parce que, en détruisant la théorie ancienne, il deviendra l'origine de nouvelles idées, et le point de départ de nouvelles expériences qui hâteront les progrès de la science.

En effet, les théories ne représentent que notre manière de comprendre les faits connus, et elles sont nécessairement provisoires. En les modifiant à mesure que les faits s'accumulent, nous arriverons successivement à des conceptions qui seront de plus en plus parfaites, c'est-à-dire qui relieront un plus grand nombre de faits. Et sous ce rapport la théorie physiologique ne sera bonne que lorsqu'elle permettra de prévoir tous les résultats de l'expérimentation et qu'elle ne laissera plus en dehors d'elle aucun phénomène imprévu.

Mais nous sommes loin de là, et je pense que personne n'en doute. Tout le monde admettra sans peine qu'il nous reste encore des phénomènes physiologiques essentiels à découvrir, et que les vérifications théoriques, que nous regardons comme les plus probables, sont le plus ordinairement fort incertaines. Or, je dis que, dans cet état de choses, il est plus avantageux pour la science d'arrêter son esprit sur les résultats expérimentaux imprévus que de diriger exclusivement son attention vers les faits que nos théories actuelles pourraient nous faire induire. Le côté prévu de la méthode expérimentale devra donc, en physiologie, être pour le moment facilement sacrifié au côté imprévu, c'est-à-dire que nous devons nous hâter d'abandonner cet échafaudage provisoire, que nous appelons nos vues théoriques pour ne garder que les résultats de l'expérience quels qu'ils soient, et cela me semble logique.

Car si nous reconnaissons que nos théories sont imparfaites, nous ne pouvons avoir la prétention de les conserver et de les confirmer; qu'elles nous servent au moins à en trouver de meilleures, et surtout à découvrir de nouveaux faits qui resteront toujours acquis à la science comme des matériaux avec lesquels elle s'édifiera plus tard.

Je me hâte, après cette digression, d'arriver à l'expérimentation dont je dois plus spécialement vous entretenir.

L'*expérimentation* est l'art de provoquer l'apparition des phénomènes par des moyens appropriés, dans des conditions choisies et déterminées par le but qu'on se propose.

L'art expérimental ne peut pas avoir des règles identiques dans toutes les sciences; je pense, au contraire, que l'expérimentation doit modifier ses procédés et quelquefois même son point de vue, suivant la nature des sujets auxquels elle s'applique, et j'espère vous prouver aujourd'hui que les conditions de l'expérimentation doivent être envisagées différemment, suivant que l'on expérimente sur des êtres vivants ou sur des corps bruts. Selon moi, toute l'exactitude de l'expérimentation physiologique et la certitude de la critique expérimentale reposent sur cette considération fondamentale.

Tout le monde comprend l'importance qu'il y a à perfectionner l'art de l'expérimentation, et cette pensée est actuellement la préoccupation spéciale des physiologistes et des médecins. On introduit partout dans l'appréciation des phénomènes de la vie le poids et la mesure. Chacun sent le prix qui doit être attaché à une expérimentation rigoureuse, parce que tant qu'on n'y aura pas atteint, il restera impossible de comparer les faits, d'en déduire les lois, et partant de constituer la science physiologique.

C'est la conscience de ce besoin d'exactitude qui fait que, dans tous les travaux qui paraissent, chaque expérimentateur cherche à être plus précis que ses devanciers; et que tous les jours on invente des procédés nouveaux ou des instruments plus parfaits destinés à mesurer des phénomènes qui, jusqu'alors, avaient échappé plus ou moins à l'observation des scrutateurs de la nature.

Je n'entreprendrai pas de vous énumérer ici tous les moyens de recherches que le physiologiste et le médecin empruntent à la physique et à la chimie. Il suffit de constater sous ce rapport la réalisation d'un grand progrès qui tous les jours tend à s'accroître. Ce progrès consiste dans l'acquisition d'une foule d'instruments de plus en plus exacts, et de moyens d'investigation de toute sorte qui s'appliquent avec rigueur à la détermination et à la mesure des phénomènes en observation. Tout cela doit constituer, en effet, la première condition indispensable à l'accomplissement d'une expérience exacte.

Mais, pour obtenir un bon résultat expérimental, il ne suffit pas encore d'avoir de bons instruments, il faut, de plus, pouvoir et savoir s'en servir utilement. Pour cela, il faut faire en sorte de se placer toujours dans des conditions expérimentales identiques, et par conséquent comparables entre elles.

Pour réaliser cette deuxième condition de l'expérience, les physiologistes font une chose qui paraît bien simple : ils imitent les physiciens et les chimistes dans l'application des instruments qu'ils leur empruntent. A l'aide du baromètre, du thermomètre, etc., ils peuvent se placer dans des conditions déterminées de pression, de température, etc. ; puis, comme le poids des divers animaux diffère, ils ramènent à une même unité commune, le kilogramme, tous les résultats physiologiques obtenus. C'est là le procédé généralement employé aujourd'hui pour rendre les animaux comparables; et dans les travaux bien faits qui paraissent chaque jour sur la respiration, la digestion, les sécrétions, par exemple, on évalue toujours chaque phénomène en le rapportant au kilogramme d'animal, etc.

Dans ce perfectionnement successif de l'art expérimental, il y a eu une évolution scientifique naturelle et tout à fait logique : l'expérimentation s'est d'abord introduite et perfectionnée dans les sciences physico-chimiques, où la complexité des phénomènes est moins grande. Plus tard, après une longue série de tentatives infructueuses, cette expérimentation a fini par entrer définitivement dans les sciences biologiques beaucoup plus complexes. Depuis lors, les physiologistes mettent avec raison tous leurs soins à se rapprocher de leurs aînés dans la carrière expérimentale, les physiciens et les chimistes, dont ils ont emprunté les instruments et les procédés. Grâce à ces efforts, il faut reconnaître qu'aujourd'hui l'expérimentation physiologique est assez perfectionnée sur quelques points pour donner des résultats d'une grande délicatesse, obtenus dans des conditions d'expérimentation tout à fait irréprochables au point de vue physique, chimique, mécanique ou instrumental.

Mais ici vient se poser une question importante : pour qu'une expérience physiologique soit bonne, suffit-il qu'elle soit irréprochable au point de vue physico-chimique extérieur ou purement instrumental ?

Certainement non ; car ces conditions d'extériorité, qui intéressent à un si haut degré le physicien et le chimiste, sont d'une importance relativement faible pour le physiologiste. Ce sont les conditions vitales intérieures de l'animal en expérience, le plus ordinairement négligées par le physicien, qui doivent être placées au premier rang dans toute expérience physiologique. Cela se conçoit fort bien d'ailleurs, lorsqu'on envisage le caractère distinctif fondamental qui sépare les êtres vivants des corps bruts.

En effet, un corps brut n'a en lui aucune spontanéité ; toutes les modifications qu'il peut éprouver ne viendront que des circonstances qui lui sont extérieures, et on conçoit qu'en en tenant compte exactement, on soit sûr d'avoir toutes les conditions expérimentales qui sont nécessaires à la conception de l'expérience.

Dans les corps vivants, au contraire, il y a une évolution organique spontanée, qui, bien qu'elle ait besoin du milieu ambiant pour se manifester, en est cependant indépendante dans sa marche. Ce qui le prouve, c'est qu'on voit un être vivant naître, se développer, devenir malade, et mourir sans que cependant les conditions du monde extérieur changent pour l'observateur, et réciproquement. L'enfant et le vieillard, l'homme sain et l'homme malade ne sont-ils pas soumis à la même pression barométrique ? Ne respirent-ils pas le même air ? Ne sont-ils pas réchauffés par le même soleil et refroidis par le même hiver ?

Cette sorte d'indépendance que possède l'organisme dans le milieu extérieur, vient de ce que, chez l'être vivant, les tissus sont en réalité soustraits aux influences extérieures directes, et qu'ils sont protégés par un véritable milieu intérieur qui est constitué par les liquides qui circulent dans le corps. Cette indépendance devient d'ailleurs d'autant plus grande, que l'être est plus élevé dans l'échelle de l'organisation, c'est-à-dire qu'il possède un milieu intérieur plus complétement protecteur. Chez les végétaux et chez les animaux inférieurs, ces conditions d'indépendance diminuent d'intensité et créent des rapports plus directs entre l'organisme et le milieu ambiant. Dans les vertébrés à sang froid, nous voyons encore le milieu extérieur avoir une grande influence sur l'aspect des phénomènes ; mais chez l'homme et les animaux à sang chaud, l'indépendance du milieu extérieur et du milieu interne est telle, qu'on peut considérer ces êtres comme vivant dans un milieu organique propre. Nous n'avons pas encore pu pénétrer avec nos instruments dans ce milieu intérieur de l'être vivant, mais son influence est très grande. Nous désignerons pour le moment cette condition vitale propre sous le nom de *conditions organiques* ou *physiologiques*.

Or, je dis que, lorsqu'il s'agira d'instituer une expérience sur un être vivant, il ne suffira pas, comme le fait le chimiste ou le physicien, de rendre identiques les conditions physico-chimiques extérieures et instrumentales de l'expérience ; on devra de plus, et surtout, rendre comparables les conditions organiques ou physiologiques intérieures qui sont propres à l'être vivant sur lequel porte l'observation. Il y a là, comme on le voit, deux ordres de considérations bien distinctes, et c'est ce qui rend les expériences physiologiques beaucoup plus difficiles et beaucoup plus complexes que les expériences de physique ou de chimie pure.

Il faut introduire actuellement dans la méthode expérimentale appliquée à la physiologie les conditions organiques ou physiologiques au premier rang comme pierre angulaire de toute l'expérimentation ; sans elles, il sera impossible d'atteindre jamais à cette rigueur si désirable et tant recherchée des physiologistes.

Parmi les conditions organiques, celles qui sont plus facilement appréciables sont celles relatives à l'âge, au poids, au sexe, à l'espèce de l'animal, etc. Je n'énumérerai pas toutes les conditions physiologiques qui sont à considérer ; je choisirai seulement quelques exemples pour indiquer dans quel esprit cette identité physiologique doit être comprise.

On ne pourrait jamais expérimenter en physiologie s'il était nécessaire pour cela de rendre deux animaux absolument comparables à tous les points de vue. L'art du physiologiste expérimentateur devra consister à rendre les êtres comparables, surtout en ce qui concerne les états organiques sur lesquels il fait porter son expérimentation. Tantôt il pourra sortir de l'espèce animale, s'il veut étudier des propriétés physiologiques suffisamment générales ; tantôt, au contraire, lorsqu'il étudiera les mécanismes spéciaux de certaines fonctions, il devra absolument faire porter l'observation sur des individus de même espèce, de même âge ou de même sexe, etc.

Il faut donc savoir réaliser l'identité physiologique en rapport avec les recherches que l'on fait. Car deux animaux de même espèce, même taille, même poids, même âge, même sexe, même couleur, peuvent cependant se trouver dans des conditions physiologiques non identiques, relativement à la question qu'on étudie. Je vais vous citer un exemple qui vous fera mieux saisir ma pensée :

Il y a environ dix ou douze ans, voulant faire des expériences sur des animaux aussi comparables que possible, je m'étais procuré une portée de lapins exactement du même âge et qui étaient tous sensiblement de la même taille et de la même couleur. A cette époque, j'étudiais les modifications qu'éprouve l'urine par le passage de certaines substances injectées dans le sang ; je commençai donc par examiner l'urine sur mes différents lapins prétendus identiques. Or, je trouvai que chez les uns les urines étaient claires, acides, contenant beaucoup d'urée, tandis que chez d'autres, elles étaient troubles, alcalines, contenant beaucoup de carbonates ; enfin, chez d'autres lapins, je trouvai les urines neutres avec ou sans opalinité. Il ressortait évidemment de là que les différences offertes par les urines devaient être cherchées dans des conditions physiologiques autres que celles de la taille, de l'âge, etc., de l'animal. C'est, en effet, dans l'alimentation et les périodes de la nutrition qu'il fallait placer les conditions d'identité physiologique. Or, mes lapins, qui se ressemblaient parfaitement d'ailleurs à l'extérieur, étaient les uns à jeun, d'autres en pleine digestion, d'autres à la fin de la digestion.

C'est à la suite de cette observation que je fis de nouvelles expériences qui me démontrèrent que toutes les variétés si grandes qu'on observe dans les urines des animaux herbivores, omnivores et carnivores, peuvent être ramenées à des conditions semblables. Chez les animaux à jeun, les urines sont comparables, parce qu'ils sont nourris de leur propre substance. Là est donc l'état normal ou physiologique d'où il faut partir. Et pour ne pas sortir de l'exemple que je cite, il est clair que si l'on veut trouver la loi des variations, que les influences alimentaires ou autres apportent dans la constitution des urines, il faudrait les rapporter à l'urine normale physiologiquement, et par urine normale il faudrait désigner non pas seulement l'urine d'un individu sain, mais celle d'un individu à jeun, et conséquemment soumis à des conditions physiologiques de nutrition aussi identiques que possible.

Si l'on néglige de remplir ces conditions d'identité physiologiques, on aura beau perfectionner les méthodes chimiques analytiques, trouver des procédés de mesure d'une plus grande sensibilité ; toute cette rigueur chimique deviendra inutile si la condition organique propre au phénomène que l'on observe est restée indéterminée. Et n'est-ce pas là le cas, en effet, où nous nous trouvons pour les urines ; nous possédons un grand nombre d'analyses très bien exécutées chimiquement, mais qui cependant nous ont encore appris peu de chose sur la loi des variations de composition de ce liquide, parce qu'on n'a pas eu pour point de départ un état physiologique bien déterminé. Or, je pense que c'est plutôt par la saine appréciation des conditions physiologiques de l'expérience que par le perfectionnement exclusif de sa partie chimique qu'on atteindra ce but, et c'est pour cela que j'insiste sur la nécessité absolue de rendre ces conditions physiologiques identiques.

Je vais actuellement, Messieurs, choisir un autre exemple et appeler votre attention d'une manière toute spéciale sur une condition physiologique peu connue et à peine mentionnée par les physiologistes, mais qui n'en est pas moins de la plus haute importance : je veux parler de l'énergie vitale que possède l'organisme individuel sur lequel on expérimente. Nous n'avons malheureusement pas d'instrument pour mesurer cet état, et nous ne pouvons l'apprécier qu'en disant que l'animal est plus ou moins vigoureux. Or, il faut savoir qu'il existe une très grande différence, au point de vue de l'expérimentation physiologique, entre un animal vigoureux et un animal affaibli ou languissant. Dans ces circonstances il est, en effet, certaines propriétés physiologiques qui non seulement perdent de leur intensité, mais il en est qui disparaissent complément pour l'observateur. Cette condition du degré de vitalité de l'animal sur lequel on opère est d'autant plus importante à mettre ici en relief, que très souvent, le plus ordinairement même, on sacrifie pour les expériences physiologiques des animaux malades et qui sont destinés à être abattus. C'est le cas des expériences qui se font généralement dans les Écoles vétérinaires et dans les équarrissoirs, où l'on opère souvent sur de vieux chevaux usés par la fatigue et les maladies.

L'affaiblissement organique de l'animal peut tenir, en effet, à des causes très variées : à des maladies, à l'abstinence prolongée, à l'emploi de procédés d'expérimentation qui produisent de trop grandes mutilations, etc.

A côté de cette débilitation acquise, les animaux présentent aussi, suivant l'espèce, la race, etc., des susceptibilités variées et des résistances individuelles à l'affaiblissement très diverses. J'ai vu des chevaux et des chiens qui, sous ce rapport, offraient des différences très grandes dans l'impressionnabilité de leur système nerveux. Ainsi la section du grand sympathique au cou détermine une suractivité de la circulation qui produit une sueur abondante dans le côté correspondant de la tête. Or, j'ai observé que chez les chevaux très sensibles, tels que les chevaux anglais, les percherons, la sueur arrive très vite et très abondante, tandis que chez les chevaux bretons, par exemple, dont le système nerveux paraît bien moins impressionnable, la sueur apparaît très tardivement et quelquefois pas du tout. Parmi les chiens, les chiens de berger, en général, sont remarquables par la résistance de leur système nerveux, tandis que certaines races de chiens de chasse ont une sensibilité telle, qu'on ne peut pas faire sur eux la moindre opération sans qu'il y ait un retentissement général qui amène à sa suite des troubles variés. Je rappellerai seulement ici ce qui arrive pour la fistule pancréatique. Chez les chiens de chasse, l'impressionnabilité du système nerveux trouble bientôt la sécrétion, l'animal vomit, le fluide s'altère, etc.

Le chien de berger, au contraire, ne paraît presque pas s'apercevoir de l'opération; il continue à manger, la sécrétion continue à rester normale et on obtient des résultats tout différents de ceux qu'on avait obtenus sur le premier chien. Je pourrais citer beaucoup d'autres exemples qui montreraient tous que c'est en définitive à l'état d'impressionnabilité plus ou moins grande du système nerveux qu'il faut rattacher le plus grand nombre des variétés physiologiques individuelles; c'est elle qui donne aux chevaux et aux chiens leurs caractères physiologiques de races. Ces variétés d'impressionnabilité du système nerveux peuvent être innées et héréditaires; mais elles peuvent aussi être acquises et même accidentelles. On conçoit, avec des complications semblables, combien il est important de distinguer nettement les conditions de variabilité de chaque phénomène au lieu de confondre toutes ces variations dans ce que l'on appelle des moyennes; ce qui, pour le dire en passant, donne toujours en physiologie et en médecine des résultats absolument faux.

Les propriétés du système nerveux sont donc celles qui peuvent le plus varier sous l'influence de ces causes perturbatrices ou débilitantes. Ce n'est pas seulement dans les organismes élevés, où cette influence est capable d'imprimer des modifications variées à un certain nombre de phénomènes : cela s'observe même chez des animaux inférieurs. Tous ceux qui ont fait des expériences sur les nerfs et sur les muscles, chez les grenouilles, savent combien il est difficile de trouver des nerfs et des muscles comparables, et cela en raison de la vitalité plus ou moins grande de ces animaux chez lesquels on a pris les organes.

Nous vous avons montré dans le cours de l'année dernière, à propos de la sensibilité récurrente, que les résultats contradictoires qui avaient été obtenus s'expliquent facilement, quand on sait que, sur des animaux insensibles ou fatigués par l'opération, cette propriété nerveuse manque, et qu'elle est l'apanage exclusif des organismes vigoureux et sensibles. D'où il faut conclure que la condition organique de la sensibilité récurrente est la vigueur de l'animal; cette propriété disparaît toutes les fois que l'organisme est affaibli, soit par un état antérieur, soit par le fait même de l'opération. On comprend dès lors de quelle importance il est de recourir, dans ce cas particulier, à un procédé opératoire qui cause peu de délabrements.

Mais ce n'est pas seulement sur les phénomènes nerveux de sensibilité, en apparence plus fugitifs, que cette influence du degré de vitalité de l'animal dont nous venons de parler peut faire sentir son influence. Elle s'étend aussi, comme vous allez le voir par l'exemple suivant, à des phénomènes d'un ordre tout différent, et qui, au lieu d'altérer les fonctions de la vie de relation, modifient des phénomènes chimiques en apparence soustraits aux conditions vitales proprement dites.

Nous vous avons montré, dans le cours des années précédentes, qu'il se produit dans le foie, à l'état physiologique, une matière glycogène, véritable amidon animal, qui se change ensuite en matière sucrée et est, à cet état, déversée dans le torrent circulatoire. Cette substance est très facile à trouver et à montrer dans le tissu du foie. Mais il ne faudrait pas croire qu'il suffit pour cela de prendre indifféremment le foie d'animaux quelconques, pourvu qu'ils soient dans les mêmes conditions d'alimentation, etc. Il faut encore que l'animal soit vigoureux pour que les fonctions nutritives soient dans leur intégrité. Dès que l'animal est affaibli, languissant, lors même qu'il mange, comme cela se voit chez les chevaux malades, la fonction glycogénique du foie s'affaiblit et cesse complétement. Ce changement peut quelquefois s'observer après quelques heures, lorsque l'animal devient malade subitement. Souvent cette espèce de trouble dans les phénomènes de la nutrition est signalée à l'expérimentateur par l'inappétence des animaux ; mais il peut en être autrement : c'est ce qui arrive aux chevaux et aux ruminants, qui continuent souvent à manger quoiqu'ils ne soient plus dans un état physiologique.

Voici deux foies de lapins qui se ressemblent parfaitement ; ils ont été traités de la même manière : tous deux appartiennent à des animaux sacrifiés pendant la digestion, et cependant leur décoction présente les différences les plus grandes. Tandis que l'une est fortement opaline, l'autre est parfaitement claire. L'une contient la matière amylacée glycogène, l'autre n'en renferme pas. La différence physiologique tient ici à ce que le second foie appartient à un lapin rendu malade et affaibli par une asphyxie lente.

Ici encore, comme vous le voyez, la contradiction expérimentale doit être expliquée, non par les conditions physiques ou chimiques des procédés employés, mais par une différence puisée dans une condition essentiellement physiologique.

Nous ajouterons que, dans ces états d'abaissement de l'énergie physiologique, où manque la matière glycogène, il est impossible aussi de réussir à rendre les animaux artificiellement diabétiques.

Ce trouble de l'organisme que nous signalons ne doit pas être confondu avec l'état morbide, parce qu'il n'est lié à aucun état pathologique classé dans les cadres nosologiques et qu'il constitue le plus souvent un état seulement passager. Par opposition, il peut arriver que certaines lésions pathologiques localisées n'empêchent pas l'organisme de présenter sa vigueur normale : c'est ce que j'ai souvent eu l'occasion d'observer et j'ai vu dernièrement un chien qui portait des tumeurs cancéreuses dans le foie et le poumon, sans être pour cela dans cet état d'affaissement général qui fait disparaître l'acccomplissement des phénomènes nutritifs et s'oppose à la formation de la matière glycogène du foie.

Je pourrais citer un très grand nombre d'autres exemples analogues, mais ceux que j'ai rapportés suffisent déjà pour vous prouver que les difficultés les plus grandes qui environnent le physiologiste expérimentateur résident dans la détermination des conditions physiologiques de l'expérience. En effet, le physiologiste n'a pas seulement à tenir compte dans ses appréciations des différences les plus faciles à constater, telles que l'espèce, l'âge, la taille, le sexe, etc. ; mais il a encore à tenir compte des modifications physiologiques qui peuvent survenir dans l'organisme sur lequel il expérimente, soit spontanément et indépendamment de lui, soit souvent aussi par son fait, c'est-à-dire par les mutilations qui sont les conséquences de son manuel opératoire. C'est en raison de toutes ces difficultés que déjà nous avons ailleurs conseillé de faire usage de la méthode des expériences comparatives et contradictoires qui diminue autant que possible les causes d'erreur, soit qu'elle les annule les unes par les autres, soit qu'elle les rende visibles en les exagérant quand elles n'étaient pas immédiatement sensibles à l'observateur.

Mais, Messieurs, ce n'est pas tout encore : les conditions de cet état de vigueur et d'intégrité vitale qui, résultant du jeu normal du système nerveux et d'une parfaite harmonie des états organiques, représente le degré d'énergie physiologique d'un animal, font non seulement varier ou disparaître certaines propriétés physiologiques, mais elles prédisposent parfois l'organisme vivant d'une manière toute différente vis-à-vis des agents extérieurs.

Nous avons placé ici comme exemple de ce nouveau genre d'action, un moineau sous une cloche, dans un milieu confiné, où il respire depuis quelque temps ; il y est déjà très malade par suite de la viciation de l'air, mais il y pourra vivre encore pendant une demi-heure environ. Maintenant nous plaçons sous cette même cloche un autre moineau de même âge, de même sexe, nourri de même, mais qui, très vigoureux, n'a pas été, comme l'autre, affaibli par le séjour dans un milieu confiné. Or, vous voyez qu'en introduisant le moineau vigoureux sous la cloche, il y meurt instantanément, tandis que l'autre continue à y vivre.

Vous constatez donc, par ce fait singulier, qu'un milieu qui est délétère pour un animal vigoureux ne l'est pas au même degré pour un animal affaibli. Certains poisons peuvent agir dans le même sens ; les grenouilles ou les mammifères affaiblis et languissants sont, ainsi que nous vous l'avons montré ailleurs, empoisonnés beaucoup plus difficilement par le curare que les animaux vigoureux. Toutefois, on ne saurait généraliser le fait dans le sens unique que nous venons d'indiquer, car il peut arriver que, dans d'autres circonstances, l'inverse s'observe, et que l'animal affaibli, au contraire, résiste moins à certains agents que l'animal vigoureux. Mais, dans tous les cas, il ressort des expériences ce fait général, que deux organismes entre lesquels on ne peut pas constater de différence relativement à l'espèce, à l'âge, au poids, etc., se trouvent cependant inégalement prédisposés à être affectés par les agents extérieurs selon leur état d'affaiblissement ou d'énergie qui a modifié les réactions de leur système nerveux.

Cette espèce de prédisposition organique que nous constatons ici comme condition physiologique, intéresse au plus haut degré la médecine. Il en résulte, en effet, que si l'on doit souvent placer la cause des maladies dans le milieu extérieur, il faut aussi reconnaître que les conditions de production et de développement de ces maladies se rencontrent dans le degré d'énergie vitale actuelle de l'organisme. Sans cela, comment expliquer que les mêmes causes de maladies contagieuses ou autres produisent des effets nuls chez certains sujets et violents chez les autres. Tous les jours ne donne-t-on pas comme cause de diverses maladies l'exposition du corps à des modificateurs bien déterminés. Cependant, tous ceux qui s'exposent à l'influence de ces mêmes causes de maladie ne sont pas atteints ; il n'y a que ceux chez lesquels existe une prédisposition morbide, de même que tout à l'heure, dans notre cloche, le milieu asphyxique n'a agi rapidement que sur un animal qui se trouvait dans des conditions organiques qui le prédisposaient à en ressentir les effets.

Enfin, la prédisposition de l'organisme, qui se traduit par une simple modification de l'énergie vitale du système nerveux, peut encore se manifester autrement; elle peut imprimer à une lésion traumatique une terminaison différente de celle qu'elle aurait eue dans une autre condition. Ainsi, pour prendre toujours nos exemples dans des faits physiologiques, nous dirons que la section du nerf grand sympathique au cou donne lieu à des troubles qui se terminent d'une manière bien différente, suivant que l'animal est vigoureux ou qu'il est languissant et affaibli. Dans le premier cas, la section des nerfs amène seulement une vascularisation plus forte et une élévation dans la température de la partie; puis peu à peu les phénomènes rentrent dans leurs conditions normales. Dans le second cas, lorsque l'animal est préalablement affaibli, à la vascularisation et à l'élévation de température des parties s'ajoute une formation abondante de pus, une inflammation véritable et très vive qui a son siége dans les membranes muqueuses du nez, de la bouche, de l'œil, quand on coupe le filet cervical du grand sympathique; qui donne lieu à des pleurésies et à des péritonites violentes ordinairement mortelles, lorsqu'on blesse la portion thoracique ou la portion abdominale du grand sympathique.

Nous bornerons là les citations de ces cas spéciaux que nous pourrions multiplier à l'infini, et nous conclurons que, pour faire une bonne expérience physiologique, il faut, avant tout, bien étudier l'organisme vivant sur lequel on opère, afin de se placer dans des conditions organiques toujours comparables. J'ai voulu seulement aujourd'hui tourner votre pensée vers l'importance et l'indispensable nécessité d'une pareille étude. Il appartiendra maintenant au temps de perfectionner l'expérimentation physiologique et d'apprendre exactement les conditions organiques de chaque expérience en particulier. Cette étude des conditions de l'organisme animal, au point de vue expérimental, est entièrement à faire; et je pense que c'est par cette connaissance exacte de l'être vivant que l'expérimentation physiologique en particulier devra se perfectionner, et qu'elle ne pourra jamais s'en tenir aux seules conditions instrumentales et physico-chimiques de l'expérience, quelque irréprochables qu'on les suppose d'ailleurs.

Mais, Messieurs, les considérations que nous venons de vous présenter sur les difficultés inhérentes à l'expérimentation physiologique doivent nous fournir encore un autre genre d'enseignement bien propre à nous faire désirer son perfectionnement et à nous montrer avec quelle réserve il convient pour le moment de s'avancer dans une science dont les moyens d'investigation sont encore si imparfaits et entourés de tant de causes d'erreur. Je désire vous faire sentir par quelques exemples combien il est nécessaire, pour ne pas tomber dans les interprétations fausses qui se présentent à chaque instant, d'avoir des principes philosophiques bien arrêtés, afin de ne pas dévier de la voie qu'ils tracent à nos jugements, et d'obtenir ainsi une base de critique pour ses expériences aussi bien que pour celles des autres.

Il n'est peut-être pas un expérimentateur auquel il ne soit arrivé, après avoir fait et répété une expérience dans des conditions déterminées, de ne plus obtenir, dans une nouvelle série d'expériences, le résultat qui, pour lui, résumait ses premières observations. En répétant son expérience, après avoir pris de nouvelles précautions, il pourra arriver qu'au lieu de retrouver le résultat primitivement obtenu, il en rencontre un autre tout différent. Que faire dans cette situation? Faudra-t-il admettre que les faits se contredisent dans les expériences physiologiques? — Évidemment non, et bien que cela se dise tous les jours, ce n'en est pas moins parfaitement absurde. Faut-il alors penser que, dans la première série d'expériences, on a été trompé par ses sens? — Encore moins. Je dis même qu'on n'a jamais scientifiquement le droit d'en agir ainsi. C'est un moyen qui pourrait paraître commode, mais qui serait éminemment nuisible à la science. Pourquoi, d'ailleurs, aurait-on été plutôt le jouet de ses sens dans la première série d'observations que dans les autres? Et puis si l'on reconnaît qu'on a des sens infidèles, il faut renoncer de suite à l'expérimentation ; car on vient d'avouer qu'on y est tout à fait impropre.

Tout homme donc qui croirait pouvoir dire un jour qu'une chose existe, et le lendemain qu'elle n'existe pas, sans en donner une raison expérimentale qui explique les deux cas en apparence opposés, cet homme manque de la notion scientifique.

Qu'y a-t-il donc à faire alors? Attendre pour se prononcer, et en attendant, admettre tout simplement que les conditions de l'expérience qu'on croyait connues ne le sont pas. Mais il faut toujours garder cette conviction profonde que, si les résultats ont différé dans deux séries d'observations, c'est que certainement ces observations n'étaient pas faites dans les mêmes conditions. Dès lors, l'expérimentateur cherchera sans relâche à connaître ces conditions, et il y arrivera toujours tôt ou tard, car les faits ne sauraient être opposés les uns aux autres ; ils ne peuvent être qu'indéterminés. C'est alors seulement, quand il aura trouvé la raison expérimentale de la contradiction apparente des faits, qu'il pourra mieux déterminer la nature des phénomènes physiologiques qu'il étudie, et rectifier, par la connaissance des causes d'erreur, les procédés opératoires et les interprétations erronées tirées d'une première expérience. Mais jamais il ne peut nier ce qu'il a vu et observé.

A ce sujet, permettez-moi de vous rapporter un ou deux exemples entre mille que je pourrais citer : J'ai fait connaître depuis longtemps une expérience qui consiste à rendre un animal artificiellement diabétique en piquant le plancher du quatrième ventricule. Ayant été guidé par des vues théoriques que je n'ai pas besoin de rappeler, je fis l'expérience. Or je réussis du premier coup et je vis un lapin devenir diabétique. Ensuite je répétai plus de vingt fois l'expérience sans obtenir ce résultat. Cependant il ne me vint jamais à l'esprit de nier ma première expérience positive au profit des vingt négatives faites après. J'ai persisté à expérimenter, j'ai déterminé les causes d'insuccès et j'ai fini par établir les conditions de l'expérience telles que vous les connaissez aujourd'hui.

Lorsqu'en 1839, je suivais le cours et fréquentais le laboratoire de Magendie, je pus voir de près la sensibilité récurrente qu'il découvrit dans les racines rachidiennes antérieures. Voulant ensuite moi-même répéter l'expérience, j'ai cherché la sensibilité récurrente pendant quatre ans sans la pouvoir trouver. D'autres qui étaient dans le même cas que moi la nièrent purement et simplement. J'avoue qu'il ne put pas m'entrer dans l'esprit que j'avais pu constater les caractères d'une chose qui n'avait aucune existence. J'aimai mieux croire que si je ne voyais pas la sensibilité récurrente c'est que je n'avais pas su la trouver ; et l'événement m'a donné raison, car à force de persistance, j'ai fini non seulement par retrouver la sensibilité récurrente , mais par déterminer ses conditions expérimentales de telle manière, que tous ceux qui voudront la constater maintenant pourront y arriver d'une manière certaine.

En résumé, Messieurs, j'admets que l'erreur absolue de fait n'existe pas dans les sciences d'observation, ou bien elle est volontaire et ne relève plus, dès lors, d'aucune méthode scientifique.

Les seules erreurs que je doive admettre sont les erreurs d'explication d'interprétation, et quant à celles-ci, elles sont de tous les jours et peuvent arriver à tout le monde ; et même, dans certains cas , elles sont à peu près inévitables. Le seul moyen de s'en préserver et de ne pas compromettre sa réputation à ce sujet, c'est, comme disait Fontana, de s'abstenir et de ne rien faire. « Combien peu nous sommes sûrs, dit ce grand physiologiste, de nos interprétations pour les choses que nous croyons le mieux connaître, et pour lesquelles nous avons pris le plus de précautions pour ne pas nous tromper ! Je ne sais qu'une classe d'hommes, ajoute-t-il, qui ne se trompe jamais : ce sont ceux qui ne font rien, qui n'observent rien et n'instituent aucune expérience. Tous les autres se trompent, et d'autant plus qu'ils feront plus de recherches nouvelles. »

Toutefois, ces erreurs deviendront plus faibles à mesure que le perfectionnement de l'expérimentation physiologique nous mettra à même de mieux saisir les conditions physiologiques des phénomènes qui se rapportent à une question donnée, et à ce propos il faut reconnaître que le premier expérimentateur a toujours plus chance de se tromper que les autres, qui peuvent déjà profiter des enseignements des expériences antérieures. En effet, l'interprétation exacte de la cause d'un phénomène ne peut être rigoureusement appréciée que lorsqu'on a vu ce phénomène sous toutes ses faces et qu'on l'embrasse dans son ensemble. Jusqu'à ce moment toutes interprétations que l'on donne ne peuvent être que provisoires. Mais je le répète, si dans tout cela il y a des faits qui semblent varier, ce sont des faits irréductibles, pour le moment à leur véritable condition, mais non en réalité opposés.

Maintenant, Messieurs, vous comprenez sans peine que la ligne de conduite que je vous indiquais, et qu'il convient de suivre dans la critique de ses propres expériences, doit être suivie aussi lorsqu'on essaie d'apprécier les expériences des autres. Il arrive, en effet, tous les jours, que des expérimentateurs trouvent sur un même sujet des résultats différents de ceux qui les ont précédés. Eh bien, je dis que, dans ce cas, on n'a pas plus le droit de nier ce qu'un autre a vu que de renoncer soi-même aux résultats de sa propre observation. Une pareille négation n'a aucune portée scientifique ; si elle est donnée comme fait absolu, elle est absurde parce que la contradiction expérimentale ne peut pas exister, ou injurieuse parce que cela équivaut à dire que celui que l'on contredit a menti.

Le rôle d'une critique sérieuse et vraiment scientifique n'est donc pas d'opposer des faits à des faits, mais de chercher la raison des divergences apparentes dans les résultats, et d'établir par là les conditions exactes des phénomènes. L'expérimentateur qui cherche la vérité devra trouver la raison de ces divergences dans les conditions indiquées par l'observateur dont il étudie les travaux, ou bien s'il préfère il pourra se renseigner auprès de l'auteur lui-même. Ce rapprochement constamment instructif fait toujours faire un pas en avant dans la recherche de la vérité. Un mot suffit souvent pour dissiper les incertitudes ; fréquemment j'en ai eu la preuve, en échangeant ici avec des savants étrangers des explications sur des points parfois trop légèrement indiqués dans les expériences publiées.

Lorsqu'un expérimentateur trouve des résultats contradictoires à ceux annoncés par ses prédécesseurs, au lieu de s'empresser de les publier, comme cela arrive le plus souvent, il doit être au contraire bien plus circonspect. Les expériences contradictoires ou autrement dit les résultats négatifs sont toujours les plus faciles à obtenir, par la bonne raison que dans toutes les sciences, il y a mille manières de faire une mauvaise expérience, et souvent une seule de la faire convenablement. Des faits négatifs ne prouvent donc absolument rien contre un fait positif, surtout dans une science comme la physiologie où l'expérimentation est si complexe. Dire qu'on n'a pas trouvé la sensibilité récurrente cela ne saurait aucunement prouver qu'elle n'existe pas; je vous ai montré que cela indique simplement qu'on n'a pas su se mettre dans les conditions où elle existe. Vous comprendrez en outre qu'en physiologie plus qu'ailleurs peut-être, l'art de bien faire une expérience est nécessairement le résultat d'un long apprentissage de la part de son auteur, apprentissage par par lequel devront nécessairement passer tous ceux qui voudront la répéter convenablement après lui. C'est là une vérité bien banale, qui semble cependant souvent méconnue aujourd'hui en physiologie, et qui ne sera comprise qu'à mesure que l'expérimentation deviendra plus parfaite.

En terminant, je vous signalerai encore une manière vicieuse de traiter les questions physiologiques, qui me semble toujours avoir sa cause dans la complexité de l'expérimentation et dans la multiplicité des phénomènes vitaux. Cette manière pourrait être appelée critique par encombrement. En effet, il est des expérimentateurs qui ne se proposent pas pour objet de répéter les expériences des auteurs qui les ont précédés, de les juger en y ajoutant quelque chose ou en rectifiant quelques points mieux interprétés. Il se bornent seulement à faire sur le même sujet d'autres expériences toutes différentes dont ils tirent des conclusions tout à fait indépendantes. De là résulte un vague dans les questions qui se trouvent ainsi encombrées de faits de plus en plus complexes sans rien résoudre. Lorsqu'on institue des expériences nouvelles sur un sujet déjà traité, il faut toujours que ce soit pour y ajouter des faits capables de l'élucider ou de l'agrandir ; on doit poser nettement la question au lieu de l'entourer d'obscurités nouvelles. Il faut chercher à simplifier l'expérimentation, en instituant, autant que possible, des expériences décisives, et faire, s'il se peut, qu'une seule puisse suffire, en arrivant à ce que toutes les conditions expérimentales soient assez connues pour serrer d'assez près le nœud du problème.

Vous le voyez, toutes les imperfections de la critique peuvent donc, en physiologie, facilement s'abriter sous les imperfections mêmes de l'expérimentation. Les faits sont si complexes, et par conséquent si multiples, que rien n'est plus ordinaire que d'obtenir des résultats différents, en ayant l'air d'avoir fait la même expérience. Mais je ne saurais trop répéter qu'il faut être certain que, dans tous les cas, la contradiction dans les faits est impossible, et qu'il n'y a jamais qu'indétermination dans les conditions de l'expérience.

La conséquence qui ressort tout naturellement de là c'est que la critique expérimentale n'a jamais autre chose à faire qu'à trouver la solution des conditions expérimentales. Cette solution avance toujours la science; mais elle ne peut détruire aucun fait observé; elle les réduit, redresse seulement leurs interprétations, donne aux résultats une signification assise sur des notions plus étendues et par suite plus rapprochées de la vérité. Si, au contraire, on se borne à accumuler simplement des faits complexes, on oppose des expériences négatives à des expériences positives, on encombre la science, on jette l'obscurité et le découragement dans l'esprit de ceux qui se sentiraient portés vers les études physiologiques, et l'on fournit des arguments à ces hommes qui s'imaginent que la science physiologique doit sortir toute faite de leurs rêveries. C'est alors qu'ils peuvent s'écrier : Voyez à quoi servent les expériences physiologiques, elles n'amènent qu'erreurs et contradictions !

Voilà, Messieurs, très en abrégé, quelques préceptes de critique que nous trace inévitablement le désir d'arriver à la vérité. Maintenant, quant aux difficultés de l'expérimentation, elles ne sauraient la faire rejeter ni vous décourager. Il est tout naturel que ce soit dans la physiologie que l'expérimentation se perfectionne en dernier lieu, en raison de la complexité de ses phénomènes. Aujourd'hui, de tous côtés, on la rend plus parfaite dans sa partie instrumentale. Il me suffit de vous avoir montré qu'il y a aussi dans ce perfectionnement à tenir compte des conditions physiologiques de l'organisme vivant.

PARIS. — TYPOGRAPHIE ET LITH. FÉLIX MALTESTE et Cie,
Rue des Deux-Portes-Saint-Sauveur, 22.